RÉSUMÉ SCIENTIFIQUE

Quelques-uns de mes honorables confrères, qui prescrivent habituellement le *Moka-Kina* dont j'ai donné la formule, m'ont fait l'honneur de me demander le résumé de mes observations sur les effets de ce médicament, l'exposé détaillé des symptômes morbides qui doivent en déterminer l'emploi, et l'indication de la meilleure manière de l'administrer :

1° Contre la Débilité, la Chlorose, l'Anémie, etc.

En général le *Moka-Kina* est utile dans toutes les maladies ou dans toutes les dispositions morbides, caractérisées par la faiblesse constitutionnelle résultant de l'appauvrissement du sang.

La pâleur ordinaire de la peau, la blancheur des conjonctives, la couleur bleuâtre des gencives en sont des indices faciles à reconnaître, dont la signification se confirme par la fatigue au moindre mouvement, les palpitations de cœur, l'anhélation en montant les escaliers, le bruit de soufflet perçu au moyen du stéthoscope sur le trajet des grosses artères, enfin l'insuffisance ou la suppression des règles, et la décoloration du sang.

Ces symptômes de la chlorose, de la chloro-anémie ou de l'anémie se retrouvent à un plus ou moins haut degré dans la convalescence des maladies aiguës ou dans la débilité constitutionnelle qu'on rencontre malheureusement si souvent chez les enfants, chez les jeunes filles et les femmes; ils accompagnent presque toujours la grossesse; c'est aussi le triste apanage des per-

Quinquina au Café (suite de

296

MOKA-KINA

Vin de Berghem

DE QUINA AU CAFÉ

Te 151
1259   Ferrugineux
recueil

HARLEM

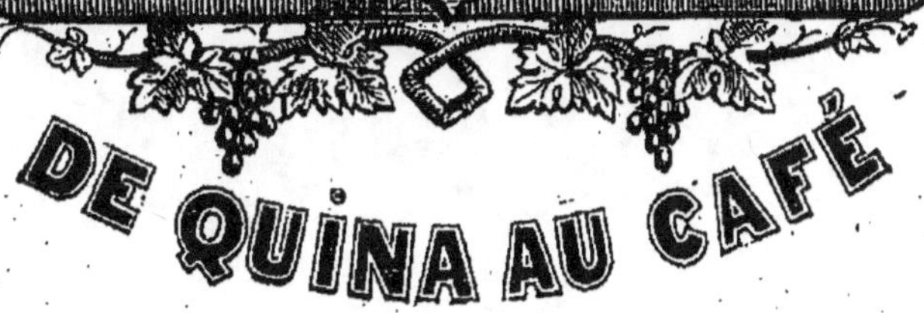

RÉSUMÉ

SCIENTIFIQUE

DES SYMPTOMES MORBIDES PRINCIPAUX

QUI INDIQUENT L'EMPLOI DU

MOKA - KINA

SUIVI

DE LA MANIÈRE D'ADMINISTRER CE MÉDICAMENT

Soit comme Agent curatif, soit comme Agent hygiénique ;

PAR LE

Dr BERGHEM

DE HERLEM

—

1867

Die folgenden Erleuterungen sind die wœrtliche Uebersetzung meiner 1864 in Harlem gedrukten Abhandlung ueber die Moka-China, die sich bei allen Flasehen dieses so heilsamen Mittels findet.

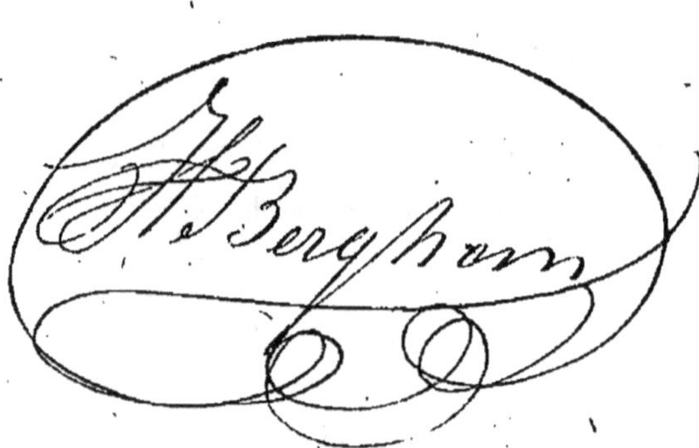

sonnes affaiblies par des fatigues excessives, par l'âge ou par les chagrins.

Dans tous ces cas le *Moka-Kina* est donné avec le plus grand succès comme fortifiant. Il convient alors de l'administrer avant le repas à la dose d'un verre à liqueur (20 grammes), matin et soir.

On est averti de ses bons effets par l'augmentation presque immédiate de l'appétit et la meilleure coloration du visage ; l'activité physique et morale précèdent de peu la diminution et la disparition des symptômes morbides.

Je ne saurais trop recommander de surveiller la liberté du ventre, l'appétit ne pourrait pas se soutenir, et aucun résultat favorable ne se produirait si le ventre restait paresseux ; il faut donc combattre la constipation ; le meilleur moyen d'y parvenir est de conseiller des petites doses de racines de rhubarbe pulvérisée : 20 à 40 centigrammes à chaque repas suffisent ordinairement.

2° Contre les Fièvres rebelles.

Dans beaucoup de pays il existe une disposition générale à la fièvre périodique, alors on combat les accès fébriles par le sulfate de quinine ; mais il reste une fâcheuse tendance aux rechutes, et la constitution se détériore comme par l'effet d'un empoisonnement chronique. *C'est ce que j'ai souvent observé en Hollande.*

Le *Moka-Kina* a l'immense avantage de consolider la santé, d'achever la cure et de prévenir les rechutes ; il assure aussi l'effet de la quinine, à laquelle il ajoute des corroborants essentiels.

Je suis persuadé que le *Moka-Kina* doit devenir la liqueur habituelle dans les pays maréca-

geux, dont il combat, avec une efficacité merveil-
leuse, la pernicieuse influence.

Il convient alors de le faire prendre le matin à
jeûn, à la dose de 40 à 50 grammes pour
un adulte. Notons cependant que la fièvre
d'accès, survenant, comme il arrive quelquefois
chez les sujets sanguins et plethoriques, ne de-
vrait pas être combattue par le *Moka-Kina*.

3° Contre la Migraine.

Cette singulière névrose, qui fait le désespoir
des médecins et d'un grand nombre de malades, se-
ra-t-elle toujours guérie par le *Moka-Kina?* Je n'o-
se l'affirmer. Quel est d'ailleurs le remède infaillible
contre les maux qui affligent l'espèce humaine?

Mais ce qu'une longue expérience me permet
d'affirmer, c'est que la migraine, presque toujours
liée à une sorte d'aberration nerveuse de l'esto-

mac, est souvent arrêtée comme par enchantement, moyennant l'administration de 40 à 50 grammes de *Moka-Kina*, surtout chez les femmes nerveuses et chez les sujets débilités; je puis même ajouter que de l'usage habituel de ce puissant modificateur, il résulte un changement radical dans la constitution, et qu'on voit alors la disposition aux accès de migraine disparaître en un mois ou deux.

4° Contre le Diabètes.

On sait maintenant que cette maladie, dont la cause organique est restée si longtemps mystérieuse, dépend d'une altération soit des centres nerveux, soit des nerfs qui président à l'acte respiratoire; on le sait, puisqu'on produit artificiellement le diabètes chez les animaux par la piqûre de certaines parties du cerveau ou la section des nerfs respiratoires. De plus, l'observation a démontré que ce qui affaiblit le système nerveux, les veilles, les fatigues excessives, les chagrins, ou ce qui trouble profondément la nutrition, comme l'abus des acides, figure parmi les causes du diabètes.

Ces raisonnements, que je crois parfaitement fondés, m'ont conduit à conseiller le *Moka-Kina* au diabétiques; je puis dire qu'en général lorsque la maladie n'a pas amené de consomption pulmonaire ou de graves altérations dans les fonctions digestives, l'effet de ce tonique, essentiellement névrosténique, a été des plus heureux.

Mais ici encore il faut combattre la constipation, que notre médicament lui-même pourrait augmenter. On y parvient aisément; mais il faut se garder des purgatifs salins ou huileux, qui sont débilitants et qui ne purgent qu'après avoir interrompu la fonction normale ; il faut employer les purgatifs toniques, ceux qui, loin de troubler la digestion la favorisent au contraire, comme la rhubarbe et l'aloës, toujours à doses très-ménagées et réitérées, avant chaque repas jusqu'à effet satisfaisant.

Je conseille aux diabétiques de prendre le *Moka-Kina* à petites doses, de 10 à 15 grammes, renouvelées trois ou quatre fois dans la journée et dans l'intervalle des repas.

Observations Générales.

Le *Moka-Kina*, étendu de dix à quinze fois son volume d'eau fraîche, constitue la boisson la plus utile et en même temps la plus agréable dans les maladies asthéniques, fièvre typhoïde, affections septiques, etc.; en un mot, toutes les fois qu'on voudrait prescrire la décoction ou l'infusion de quinquina vineuse.

Pendant les chaleurs de l'été, pour calmer la soif, soutenir les forces et procurer un sentiment de bien-être et de vigueur, le *Moka-Kina*, étendu d'eau fraiche, doit être considéré comme la boisson hygiénique par excellence ; et à ce titre, il doit entrer dans la consommation ordinaire de toutes les personnes qui mènent une vie très-active et fatigante, ou qui sont énervées par la chaleur.

MOKA-KINA

VON BERGHEM

(Vin de Quinquina au Café.)

Le *Vin de Quinquina* est un médicament excellent, dont tout le monde connaît les heureux effets comme fébrifuge et comme tonique ; mais on lui reproche, avec raison, d'être souvent insuffisant et désagréable.

Les essais qu'on a tentés pour l'aromatiser, au moyen du Cacao, ont été couronnés de succès ; mais il est reconnu que si le parfum du *Cacao*, associé au *Vin de Quinquina*, en améliore beaucoup la saveur, les principes nutritifs de cette graine précieuse ne se dissolvent point dans le véhicule alcoolique et vineux, et n'interviennent, en aucune façon, dans les propriétés du médicament.

Le *Moka-Kina*, que nous avons réussi à préparer, n'est pas seulement une liqueur exquise, empruntant au Vin généreux sa chaleur, au Quinquina sa puissance spécifique, au Café sa stimulation vitale, au Fer sa propriété reconstituante ; c'est le fébrifuge et le tonique par excellence. Il réunit au plus haut degré les propriétés antipériodiques de l'Écorce du Pérou ; névrosténiques de la Fève de Moka et corroborantes des Préparations martiales.

Les praticiens expérimentés savent que la fièvre intermittente, dégagée de ses complications saburrales ou pléthoriques, cède admirablement au Sulfate de Quinine dissous dans l'infusion de Café, et que l'intoxication paludéenne, toujours compliquée d'anémie, réclame l'administration du Fer ; ils savent que la chlorose des jeunes filles et des jeunes femmes, la débilité lymphatique des enfants, la faiblesse des convalescents et des veillards indiquent l'emploi des toniques à la fois les plus puissants et les plus variés, l'emploi simultané de ceux qui agissent directement sur les organes digestifs, pour en favoriser les fonctions assimilatrices, et de ceux qui régénèrent dynamiquement et chimiquement le sang et les tissus organiques.

Le *Moka-Kina*, préparé selon notre formule, satisfait complètement à toutes ces indications. Au point de vue de la cure des maladies périodiques, de l'empoisonnement paludéen, de la chlorose, de l'anémie et de la débilité constitutionnelle, il réalise un progrès incontestable ; au point de vue hygiénique, comme agent préventif des fièvres intermittentes et de toutes les affections qui peuvent naître du lymphatisme ou de la faiblesse, on peut le considérer comme l'auxiliaire indispensable d'une alimentation succulente et réparatrice.

C'est l'Élixir d'un usage populaire et journalier dans les pays marécageux.

C'est le Quinquina, le Café et le Fer, présentés sous une forme qui fait disparaître tout arrière goût et jusqu'à toute arrière pensée de drogue médicamenteuse, et qui flatte en même temps le palais le plus délicat.

Loin de nous la pensée de présenter ce nouveau médicament comme une panacée universelle. Nous osons affirmer cependant que rien ne lui peut être comparé pour combattre la migraine et les dyspepsies gastralgiques.

Prescrit par le médecin, il sera recherché par le malade ; il sera le fortifiant préféré lorsqu'il s'agira de soutenir l'estomac fatigué par une digestion pénible ou ranimer l'organisme épuisé par un excès de travail. Nous pouvons assurer que jamais l'art pharmaceutique n'a su combiner et harmoniser aussi heureusement les agents naturels les plus utiles à l'organisme humain; aussi jamais aucune préparation n'a obtenu dès son apparition un succès aussi général.

Si autem febris vehemens ; corpus ex ægritudine debile; morbus jam aliquo tempore duravit ; neque signa adsint internæ inflammationis; neque collecti alicubi puris, neque obstructi admodum hujus illiusve virceris, Cortica Peruviano abigetur, cum propriis additis requisitis, tempore ἀπυρεξίας debito ordine, dosi, regimine adhibito.

(BOERHAAVE ; Aphorism. 767.)

Sublata febri, victu analeptico, medicamentis corroborantibus æger reficiendus.

(BOERHAAVE ; Aphorism. 766.)

Le *Moka-Kina* se prend ordinairement, comme tonique reconstituant, à la dose de deux verres à liqueur, deux fois par jour, et au moment des repas.

Comme fébrifuge, on en prescrit deux verres à liqueur, deux autres verres quatre heures et deux autres verres deux heures avant l'accès, pour un adulte.

Les médecins qui préféreront employer le sulfate de quinine, pourront délayer la dose qu'ils auront prescrite dans un verre à liqueur de moka-kina ; c'est un excellent véhicule pour le spécifique, dont il masque la saveur.

Tous mes Flacons doivent, sur l'Étiquette, porter ma signature ci-contre :

Indications Principales

FIÈVRE	CHLOROSE
INTERMITTENTE	
	ANÉMIE
NÉVRALGIE	
PÉRIODIQUE	CONVALESCENCE
INTOXICATION	DÉBILITÉ
PALUDÉENNE	CONSTITUTIONNELLE
AUXILIAIRE	TORPEUR
DU SULFATE DE QUININE	
DIABÈTES	MIGRAINE
GASTRALGIE	AMÉNORRHÉE
	ÉPUISEMENT

Sublata febri, victu analeptico,
medicamentis corroborantibus
æger reficiendus.

(BŒRHAAVE, *Aphorisme*, 766.)

Sanguis moderator nervorum.

(HIPPOCRATE.)